S∩ʃ90ʃ∩1

SERVICE DES ÉPIDÉMIES

CONTRIBUTION

A LA

PATHOGÉNIE ET A LA THÉRAPEUTIQUE

DE LA DIPHTHÉRIE

Par le Docteur MALICHECQ,

MÉDECIN DES ÉPIDÉMIES

CHIRURGIEN DE L'HOPITAL DE MONT-DE-MARSAN

1891

MONT-DE-MARSAN

Imprimerie Typographique Arthur DUPEYRON

8, Rue de l'Hôpital, 8.

SERVICE DES ÉPIDÉMIES

DÉPARTEMENT DES LANDES
ARRONDISSÉMENT DE MONT-DE-MARSAN

ÉPIDÉMIE D'ANGINE COUENNEUSE
OU DE DIPHTHÉRIE
QUI A RÉGNÉ A MONT-DE-MARSAN
DE MARS 1890 JUSQU'EN MAI 1891

CONTRIBUTION
A la Pathogénie et à la Thérapeutique de la Diphthérie
Par le Docteur MALICHECQ,
MÉDECIN DES ÉPIDÉMIES
CHIRURGIEN DE L'HOPITAL DE MONT-DE-MARSAN

ÉPIDÉMIE

Population de la commune de Mont-de-Marsan :
11,825 habitants.

NOMBRE TOTAL DES MALADES : 64

Hommes............................ 9
Femmes............................ 10 } 64
Enfants au-dessous de 12 ans......... 45

NOMBRE TOTAL DES MORTS : 19

Hommes........................... 3
Femmes........................... 2 } 19
Enfants........................... 14

Topographie et Météorologie. — Au point de vue des influences climatériques et météorologiques sur la santé de la population, il est bon de noter que le département des Landes se trouve avoir pour limites, à l'Ouest, toute l'étendue des côtes de l'Océan, depuis près d'Arcachon, jusqu'aux environs de Bayonne et que Mont-de-Marsan, le chef-lieu, qui se rapproche du 44° latitude nord et du 2°, 70 longitude occidentale, est situé, avec une altitude du 41°, au confluent de deux petites rivières, la Douze et le Midou, dont la réunion forme la Midouze, affluent de l'Adour. La population urbaine est agglomérée au milieu et sur les bords des cours d'eau en question, dominés de tous côtés par des collines. Aussi, depuis le mois d'octobre jusqu'en mai, l'air humide et froid s'y fait sentir péniblement avec les vents fréquents de l'Ouest, et cet état de l'atmosphère, toujours préjudiciable à la santé, a une influence particulière pour favoriser le développement des maladies des voies respiratoires.

Hygiène et condition des habitants. — La bourgeoisie représente une bonne partie de la population de Mont-de-Marsan. Le commerce et l'industrie y sont peu développés. La classe ouvrière s'y nourrit assez bien ; la viande et le vin ont une large part dans son alimentation. Au-dessous du sol, composé de sable ou d'argile, à une profondeur moyenne de trois mètres, on arrive sur des couches stratifiées de pierre coquillère, sous laquelle coulent des nappes d'eau fraîche, avec toutes les qualités de l'eau potable, si appréciée par les étrangers.

Origine et causes. — Depuis assez longtemps à Mont-de-Marsan, tant en ville que dans la population suburbaine, il est rare qu'on n'observe, en automne et au printemps, quelques cas d'angine couenneuse ou de croup. On peut même dire que la diphthérie y a régné depuis plus d'un an à l'état d'endémie grave ; un peu d'accalmie s'était produite pendant l'été, mais après les chaleurs la maladie a repris une certaine recrudescence.

Quant à l'étiologie de la diphtérie et à son processus, je l'exposerai plus loin, telle qu'elle m'a paru, il y a plus de douze ans, résulter de l'observation rigoureuse des faits. L'affection est de sa nature foncièrement contagieuse et infectieuse ; une fois déclarée, la contagion est patente, c'est reconnu ; l'air contaminé est sûrement, sinon l'unique, au moins le principal véhicule du parasite ou du germe diphthéritique. Mais avant la création d'un foyer de contagion, comme bien d'autres médecins, j'ai rencontré bien des cas isolés de diphthérie sans avoir pu établir une filiation contagieuse quelconque. Il n'est pas souvent possible de les expliquer que par la présence fortuite ou accidentelle de germes ou de parasites diphthérogènes dans l'atmosphère toute particulière où se présentent de pareils cas.

Description et marche de la maladie. — Je ne m'attarderai pas à faire ici la nosographie de l'angine couenneuse ou de la diphthérie en général. Je vais porter toute mon attention sur l'évolution de la maladie et ses diverses manifestations.

Le printemps et l'automne sont, pour notre climat, les deux saisons qui donnent le plus de pluie et qui entretiennent l'air humide et froid. C'est à ces deux époques de l'année que prédominent les affections des voies respiratoires, coryza, angines gutturales et laryngées, bronchites, pneumonies très nombreuses en 1890, mais surtout en mars et avril 1891. C'est au milieu de ces affections qu'a paru à Mont-de-Marsan la diphthérie ; elle y a régné à l'état endémique pendant plus d'un an, tantôt en se cantonnant dans certains quartiers, tantôt en se montrant sur des points isolés et parfois très éloignés les uns des autres. La maladie a tout le temps débuté sous la forme d'angine couenneuse gutturale, les cas de croup ont tous été consécutifs à cette angine.

Mettant de côté les nombreuses inflammations simples, érythémateuses, de la gorge, qui régnaient simultanément, je n'ai fait le relevé que des cas qui ont été seuls tributaires de la diphthérie. Le nombre, comme l'indique le tableau ci-dessus, s'élève à 64 : 9 hommes, 10 femmes et 45 enfants au-dessous de 12 ans. Voici la mortalité : Parmi les hommes, trois victimes ; c'est d'abord un jeune garçon de 14 ans, qui, n'ayant pas reçu les soins voulus, succombe le sixième jour à l'angine couenneuse, compliquée de toxihémie ; puis c'est un homme de 22 ans qui meurt d'angine couenneuse consécutive à la rougeole, le troisième, c'est un garçon de 14 ans, qui a succombé à l'hôpital, à l'infection d'une diphthérie gutturale et nasale à la fois.

La diphthérie est rare à un âge avancé ; cependant deux hommes âgés, l'un de 50 ans, l'autre de 72 ans, ont eu l'angine couenneuse et en ont été guéris.

Sur les 10 femmes atteintes, deux, âgées de 13 et 40 ans, sont mortes dans les mêmes conditions que les trois hommes, c'est-à-dire infectées par la toxine diphthérique, n'ayant pas reçu à temps les soins nécessaires.

Passons maintenant à l'examen analytique des enfants beaucoup plus nombreux frappés par la cruelle maladie. Sur 45, chiffre qui comprend un peu moins de filles que de garçons, il y a 14 morts. De ces 14 victimes, 4 n'ont eu que l'angine gutturale infectieuse ; des 10 autres, 1 petite fille de 5 ans a succombé à la diphthérie survenue au vésicatoire d'un bras, sans avoir eu aucune autre maladie ; les 9 restant avaient eu le croup, précédé chez tous de diphthérie gutturale ; 3, quoique soumis à la trachéotomie, ont néanmoins succombé, 2 avec emphysème péritrachéal, 1 avec de la diphthérie jusque dans les bronches, démontrée à l'autopsie. Voyons maintenant les 31 enfants des deux sexes et de tout âge au-dessous de 12 ans, et qui ont pu triompher de la maladie : tous ont eu la diphthérie gutturale plus ou moins accentuée, et chez 4 de ces petits malades, que j'ai soignés avec un véritable succès, il y avait eu, par surcroît, croup consécutif bien caractérisé. Je crois devoir mentionner ici les deux cas suivants de guérison comme démonstration de l'utilité, de l'efficacité des vapeurs de térébenthine contre la diphthérie, même croupale.

C'est d'abord une petite fille, Marie Coste, 14 mois, allaitée encore par sa mère ; elle présentait non-seulement des fausses membranes sur les deux amygdales, mais encore la toux et la voie croupales avec dyspnée et des crises d'asphyxie, c'était le croup à dénouement fatal et prochain ; je cautérisai d'abord les plaques diphthériques et je fis vomir ; l'enfant fut placée et maintenue dans une chambre bien close, où l'on dégageait des vapeurs d'essence de térébenthine pour que l'air en fût toujours et suffisamment saturé. La mère donnait souvent le sein à la petite malade et lui faisait boire par cuillers à café de l'eau sucrée additionnée de quelques gouttes de perchlorure de fer. Le lendemain, à ma grande satisfaction, je constatai un moment d'arrêt dans la marche des symptômes de la maladie. Je prescrivis de faire vomir une seconde fois, le vomissement fit rejeter des débris de fausses membranes, et les autres prescriptions furent maintenues. Le troisième jour je trouvai la petite malade bien, avec une figure épanouie et la respiration relativement calme et facile ; on continua le même traitement et le même régime en supprimant le vomitif, et au bout de sept jours l'enfant fut hors de danger.

Un autre petit malade, de 3 ans et 1/2, Charles R... fut atteint en avril 1890, présentant l'ensemble des symptômes observés chez la petite fille : membranes diphthériques à la gorge depuis quatre jours, aphonie, toux croupale, respiration anxieuse, par moments dyspnée et suffocations avec altération profonde de la physionomie ; le même traitement fut prescrit et rigoureusement suivi, on y joignit l'emploi par cuillerées d'une solution concentrée de chlorate de potasse et le régime du lait, du bouillon et de l'eau vineuse ; après huit jours, l'enfant alla très bien, et la guérison très douteuse au début, fut entièrement assurée, toutefois il y eut consécutivement parésie pharyngienne, mais de peu de durée.

J'avais déjà fait usage des vapeurs condensées d'essence de térébenthine qui m'avaient réussi dans quelques cas de diphthérie gutturale ; mais les deux guérisons citées plus haut m'ont laissé profondément convaincu de leur efficacité, qui s'était antérieurement révélée chez des médecins Russes et Allemands.

Complications. — Il a été déjà question d'un enfant de 5 ans, dont la mort a été entraînée non par l'angine couenneuse ou le croup, mais bien par l'infection de la diphthérie exclusivement développée à la surface d'un vésicatoire au bras. Il y a longtemps que j'avais constaté la localisation de la diphthérie à la surface des vésicatoires et des ulcères, sans aucune autre manifestation et se terminant par une intoxication mortelle comme dans le cas de cet enfant. Chez trois autres j'ai observé des pellicules diphthéritiques, sur un eczéma de l'aiselle pour l'un d'eux, sur un impétigo à l'oreille pour un autre, et sur la conjonctive enflammée à l'un des yeux du troisième. Un peu de néphrite albumineuse consécutive a eu lieu chez une fille de 8 ans et chez un garçon de 9 ans.

Pendant les derniers mois que l'endémie diphthérique régnait à Mont-de-Marsan, les communes environnantes, telles que Bougue, Laglorieuse, Mauco, St-Perdon, n'en ont pas été absolument exemptes. Dans ces communes il y a eu en même temps de nombreux cas de rougeole, chez lesquels est survenue de la diphthérie gutturale, et cette complication a été cause de la mort de quelques enfants. A d'autres époques, ici comme ailleurs, j'ai eu de fréquentes occasions d'observer la diphthérie se greffer sur l'angine propre à la rougeole et à la scarlatine, aggravant alors de beaucoup le pronostic de ces deux maladies. Au point de vue de l'étiologie diphthérique, il faut bien noter qu'à Mont-de-Marsan, ainsi que dans les localités voisines, il y a eu beaucoup d'angines érythémateuses et de bronchites simples, et que les angines compliquées de diphthérie ont été relativement moins fréquents pendant toute la durée de l'épidémie. Dans le premier cas c'est affaire de terrain impropre à la culture du parasite, du bacille ; dans le second cas, c'est le terrain mieux préparé, à réceptivité propice. Mais toujours l'élément inflammatoire précède l'action de l'élément contage.

Prophylaxie et traitement. — A l'exemple de Bretonneau, d'épidémidogistes et de micrologistes distingués, j'ai toujours observé que l'inflammation de la muqueuse des premières voies respiratoires est le substratum de la diphthérie, la condition *sine quâ non*, et comme il est constant que cette inflammation résulte des influences atmosphériques, alternatives de chaud et de froid etc., en temps d'épidémie il faut, pour les enfants surtout, éviter d'abord ces influences, puis, autant que faire se peut, les rapports avec les foyers contagieux. D'un autre côté, il est prouvé par l'observation que la diphthérie se fixe primitivement, au moins 19 fois sur 20, à la surface des amygdales, j'ai souvent prescrit utilement, à titre de prophylactiques, dans des milieux infectés, des solutions ou des pastilles de chlorate de potasse et certains gargarismes astringents ou antiseptiques. Pour bien des cas, où il n'y avait encore que simple angine érythémateuse, c'était là affaire de stériliser ou de rendre le terrain impropre à la culture du microbe diphthérogène. Dans le même but il y a aujourd'hui bien d'autres moyens qu'on pourrait mettre à profit.

Pour la médication curative, voici les remèdes que j'ai tout particulièrement employés : localement le nitrate d'argent, parfois le perchlorure de fer, à titre de caustiques, ainsi que l'alun en gargarisme concentré ou en poudre ; comme agents internes, au début les vomitifs dans certains cas et avec discrétion, les solutions de chlorate de potasse, des toniques, préparations de quinquina, et toujours avec le concours d'une alimentation réparatrice. Dans le traitement topique les cautérisations avec le sel lunaire, à l'état solide ou de solution concentrée, pratiquées d'une façon méthodique, m'ont paru toujours et partout mériter la préférence. Parmi tous les moyens éprouvés, je n'ai pas connu encore d'agent plus puissant pour désorganiser le travail pseudo-membraneux, faire avorter l'angine diphthérique et la ramener rapidement à l'état d'inflammation simple. L'efficacité du nitrate d'argent est ici pareille à celle qu'il présente dans le traitement de l'ophthalmie purulente. Pour réussir, il faut cependant dans les deux cas que son intervention ne soit pas tardive. Ainsi, dans l'angine couenneuse, elle peut rester impuissante, si l'affection offre une grande extension vers les points inaccessibles, ou si elle s'est déjà compliquée de septicémie.

Juin 1891.

CONTRIBUTION

A LA

PATHOGÉNIE ET A LA THÉRAPEUTIQUE

DE L'ANGINE COUENNEUSE
ET DE LA DIPHTHÉRIE EN GÉNÉRAL

Pathogénie. — La diphthérie est une maladie qui se montre dans tous les pays, plus commune toutefois dans les régions tempérées que sous les climats à températures extrêmes, de chaleur ou de froid.

Sous le nom générique d'angine, l'évolution historique de la diphthérie remonte bien haut dans le cours des siècles. Arétée, de son temps, parait en avoir donné une assez bonne description, en l'appelant angine maligne, ulcère syriaque ou égyptiac. Oubliée depuis jusqu'à Boherhave, Sauvages et Cullen, qui représentent la maladie sous le nom d'esquinancie maligne, tonsillaire et trachéale, il faut arriver à Bretonneau et à Trousseau, son élève, pour avoir une notion distinctive et plus nette sur la symptomatologie et le processus de l'angine diphthérique et de la diphthérie en général.

Sans s'arrêter aux idées de Jean Hameau (de la Teste), 1847, qui eut les premières intuitions des micro-organismes ou des virus dans la production de certaines maladies, les conceptions des deux savants praticiens, cités plus haut, sur la nature et la genèse de la diphthérie, prévalurent dans la science sans conteste et pendant longues années. Toutefois, tandis que pour Trousseau la diphthérie était une manifestation locale d'une infection générale, d'emblée, pour Bretonneau c'était une inflammation spécifique, qu'il appelait diphthérite.

Depuis que notre illustre Pasteur a fait connaitre au monde savant ses brillantes découvertes, 1877, sur les fermentations et les micro-organismes pathogènes, on ne pouvait plus se contenter et s'accommoder des idées de Bretonneau et Trousseau sur la diphthérie ; et c'est dans l'observation rigoureuse des faits

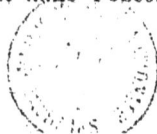

qu'on commença à entrevoir et bientôt à constater la nature microbienne de la maladie.

Médecin des épidémies depuis plus de 30 ans, j'ai été, à ce titre, appelé dans bien des localités des Landes pour y suivre et étudier l'angine couenneuse épidémique. Partout, je fus d'abord frappé de ce fait général, de la co-existence de nombreuses angines simples, tout à fait bénignes, au milieu d'angines diphthériques. Un examen attentif dans l'évolution de la maladie, m'amena à rapprocher la diphthérie du muguet, affection parasitaire connue, et même de la pourriture d'hôpital, et à lui attribuer, ainsi qu'à ces dernières, l'intervention d'un germe contage comme agent pathogène. Dans une petite brochure, imprimée (15 février 1879), se rattachant à une épidémie diphthérique grave à Arx (Landes) en 1878, (compte-rendu des épidémies pour cette année), j'ai exprimé nettement mes idées sur les deux questions doctrinales, étiologie et nature de la diphthérie, et de l'observation rigoureuse des faits, je tirai les conclusions suivantes :

1° L'angine couenneuse ou la diphthérie, en général, n'est primitivement qu'une maladie locale ;

2° Elle ne devient grave que par son extension ou par une espèce de septicémie ;

3° L'état inflammatoire d'une muqueuse exposée à l'air (voies respiratoires), ou de la peau dénudée (exutoires, écorchures) est la base, (substratum), à la diphthérie ou formation de fausses membranes ;

4° Deux ordres de causes concourent au développement de l'angine couenneuse épidémique ou sporadique ;

5° En tant qu'inflammation simple et primitive , l'angine procède des influences météorologiques, air froid ou chaud, sec ou humide, transitions brusques des températures diurnes et nocturnes, etc ;....

6° Sur cette inflammation simple vient se greffer la diphthérie par l'action directe d'un germe tenu en suspension dans l'atmosphère des foyers épidémiques, ou qui peut se rencontrer dans des conditions particulières de l'air, quand la maladie est sporadique ;

7° La prophylaxie consiste à éviter les causes extérieures dont il vient d'être question, et à se soustraire à l'influence contagieuse des foyers épidémiques ;

8° Quant au traitement curatif, il doit être avant tout local et abortif, puis général, tonique et antiseptique.

Depuis douze ans que j'ai posé ces conclusions, l'observation et l'expérience n'ont fait que les sanctionner. A partir surtout des découvertes Pastoriennes sur le rôle des ferments et des micro-organismes, des épidémiologistes ont constaté que dans l'angine couenneuse ou diphthérique, l'infection septicemique est bien réellement consécutive, à l'encontre de ceux qui, comme Trousseau, la considèrent encore comme primitive ou d'emblée. En 1880, pour le Dr Viart (de Montbard), la diphthérie n'est d'abord qu'une affection locale, dont le lieu d'élection est la surface libre des amygdales. Letzerich et Talamon (1881), ont attribué à la diphthérie une cause parasitaire de la nature des champignons. En 1883, les Docteurs Korach, Benzan et Scherr, considèrent aussi la diphthérie comme une maladie locale par l'intervention d'un micro-organisme sur   a partie diphthérisée. Les docteurs Formard et Vood (de Philadelphie), en 1884, ont constaté dans la diphthérie, l'existence de micro-organismes (micrococcus), qui seraient les agents de l'infection diphthérique. Enfin Grognot (de Milly), dans une étude étiologique et thérapeutique touchant la diphthérie *(Bulletin thérapeutique, tome 116-1889)*, a mis à contribution un mémoire de MM. Roux et Yersin *(Annales de l'Institut Pasteur, Décembre 1888)*, pour établir que le bacille de Klebs en est l'unique agent pathogène ; du travail de ces deux habiles expérimentateurs il fait ressortir avec netteté : 1º que la diphthérie est due à un microbe spécifique (bacille de Klebs), et que, seul, il est l'agent pathogène de la maladie ; 2º que le bacille de la diphthérie ne pullule pas dans les organes des personnes atteintes de la maladie, qu'on ne le trouve que dans les fausses membranes ; 3º qu'il y élabore un poison très actif qui, de là, se répand dans tout l'organisme, poison dont la virulence est en raison directe du nombre des bacilles et de la durée de leurs colonies.

Les principes de cette pathogénie microbienne se retrouvent dans les conclusions présentées dans ma petite brochure de 1879.

Un foyer épidémique de diphthérie une fois créé, il est facile en général de suivre la filiation dans son développement. Mais en dehors de tout foyer contagieux il se présente de tels cas sporadiques, qu'il faut attribuer une autre origine au microbe spécifique. Pour expliquer de pareils cas, on a bien parlé de germes infectieux d'une vitalité extrême, pouvant se conserver longtemps sur des objets contaminés et faire naître la maladie à l'improviste ; on a aussi parlé de la pépie des poules et des pigeons et prétendu que telle était fréquemment l'origine de la diphthérie dans les familles : (Rapport du Dr Teissier, de Lyon, pour les épidémies de 1886). Ce sont là deux modes de propagation qui, pour être admis sans conteste, nécessitent d'autres observations.

Aujourd'hui c'est connu, l'agent pathogène de la diphthérie est un microbe, un parasite. Avant et depuis 1879 les nombreuses occasions d'observer et de suivre l'évolution de la diphthérie dans ses diverses manifestations, me paraissent autoriser à déclarer : 1° que ce microbe est aérobie, car la diphthérie a d'abord pour siège de sélection toute l'étendue des voies respiratoires, enflammées au préalable, puis la surface des vésicatoires, la peau quand elle est irritée, comme dans l'eczema, l'impetigo et l'herpes, la conjonctive oculaire dans les cas de conjonctivité ; jamais vestige de diphthérie ne s'est manifesté dans l'intérieur du tube digestif, de l'appareil urinaire, des cavités splanchniques, non accessibles à l'air libre ; 2° que l'air atmosphérique est bien le véhicule naturel du microbe diphthérogène ; ce qui ne paraît pas douteux pour tout foyer épidémique, et qu'il faut encore accepter comme tel dans bien des cas, pour lesquels il est impossible de découvrir aucune filiation contagieuse ; 3° qu'enfin, si ce microbe n'existe pas à l'état permanent dans l'air, il peut, en dehors de toute épidémie diphthérique, s'y rencontrer dans certaines conditions éventuelles de l'atmosphère, ce qui expliquerait les cas de diphthérie absolument sporadique, comme on les voit parfois se produire isolément sur certaine. angines scarlatineuses et rubéoliques.

Dans l'état actuel de la science sur l'étiologie et la nature de la diphthérie, il y a certes unanimité pour admettre comme agent d'infection un germe, un micro-organisme. Mais la divergence existe encore dans le mode d'intervention de cet agent. Tandis que, généralement, on ne voit dans la diphthérie qu'une affection locale, de laquelle dérivent tous les accidents graves et souvent mortels, si elle n'est pas combattue et anéantie sur place ; des médecins de renom, tels que les docteurs Daniel Paterne, de Rablay, et Renou, de Saumur, dans leurs écrits, la considèrent comme une infection générale, d'emblée, et admettent l'introduction dans l'organisme par l'air des germes diphtérogènes, s'y multipliant plus ou moins et manifestant leur envahissement par des lésions de siège variable. Il y a là une interprétation séduisante, mais très discutable.

Thérapeutique. — Depuis Bretonneau et Trousseau jusqu'après les belles découvertes de Pasteur, la thérapeutique de l'angine couenneuse, ou de la diphthérie en général, relevait de l'empirisme ou de conceptions plus ou moins spécieuses qu'on avait de la maladie. L'absence de toute notion nette et précise sur la nature et l'origine de l'affection, entraînait des embarras, des hésitations, pour le choix à faire dans le grand nombre de remèdes préconisés. Jusqu'aux récentes découvertes sur les micro-organismes pathogènes, que parmi les médecins au sujet de diphthérie, les uns aient entrevu une affection locale là ou d'autres ne voyaient qu'une manifestation délimitée d'une infection générale, *totius substantiæ*, tous s'étaient préoccupés des accidents graves subséquents de sa localisation, et avaient toujours senti, pour en avoir raison, le besoin impérieux de la combattre *in variis sedibus*, en ayant recours à des moyens des plus énergiques, tels que les cautérisations réitérées, même l'abrasion des amygdales (Bouchut), siège préféré de l'infection diphthérique. On faisait même de l'antisepsie sans s'en douter, en employant localement le camphre, le borax, le soufre, le tannin, les chlorures mercuriques, les acides phénique, citrique, tout autant d'antiseptiques ou de microbicides. La nouvelle origine microbienne de la diphthérie a imprimé une direction plus rationnelle à la thérapeutique; toutefois les divers remèdes employés jusqu'ici, quoique très nombreux, se sont considérablement multipliés par l'apparition récente d'une foule d'agents antiseptiques ; de telle sorte que le choix peut en rester encore quelque peu embarrassant. Tous les traitements ont en général des succès et des revers. C'est à raison de ces derniers qu'on cherche et qu'on croit toujours avoir trouvé le remède meilleur que ceux déjà connus. Les notions aujourd'hui acquises sur l'antisepsie, appliquée à la pathogénie microbienne, nous rendront mieux compte qu'autrefois des insuccès, qui, il faut l'avouer, résultent souvent moins de l'impuissance de l'agent employé que de son usage mal compris ou de son intervention tardive, *principiis obsta.....*

Les idées sur la nature et la genèse de la diphthérie, que j'ai exposées en 1879, ont été confirmées par de nouvelles études, et entièrement éclairées par la découverte du microbe spécial diphthérogène. Dans tous les milieux épidémiques de cette affection, j'ai constamment observé, comme bien des épidémiologistes, plus d'angines simples, communes, résultant de certaines influences atmosphériques, que d'angines diphthérisées ; que pour ces dernières, l'inflammation de la muqueuse gutturale émane d'abord des mêmes influences, et que la diphthérie intervient par surcroît, c'est toujours affaire de réceptivité propice, de terrain mieux préparé.

Après avoir eu recours, pour guérir la diphthérie, à diverses médications plus ou moins en vogue, voici la thérapeutique à laquelle je me suis arrêté depuis quelques années, thérapeutique dictée par l'expérience et m'ayant procuré les meilleurs résultats. Elle ne repose pas, j'ai hâte de le dire, sur l'action d'aucun spécifique, mais, suivant les cas, sur le concours d'un petit groupe de moyens, dont il va être question, pour quelques-uns d'entr'eux seulement. Le succès dépend souvent de l'à-propos et de la façon de s'en servir.

La diphthérie est-elle circonscrite à la gorge (angine couenneuse), dans les parties accessibles, en général je cautérise une première fois avec le nitrate d'argent ; s'il y a lieu, j'y reviens une deuxième et même une troisième fois. Dans les premiers temps j'avais aussi employé, comme caustiques, la teinture d'iode, le perchlorure de fer, l'acide chlorhydrique, etc. ; depuis quelques années je ne fais plus usage que du nitrate d'argent solide ou en solution concentrée. J'y ai reconnu, tout à la fois, un microbicide puissant, un antiseptique désorganisateur d'un foyer morbide infectant, et l'agent le plus prompt et le le plus propre à modifier favorablement l'état phlegmanique de la muqueuse, qui sert de substratum au parasite microbien. Si parfois l'action du caustique dépasse les limites de la pseudo-membrane, après on constate bien une teinte blanchâtre très superficielle, qui peut tromper, mais qui disparaît dès le lendemain ; le processus diphthérique s'étend-t-il malgré le remède, l'observation attentive m'a laissé convaincu que c'est uniquement par sa propre impulsion. Dans l'intervalle des visites il est prescrit à l'intérieur, toutes les deux heures, sous forme de potion, une solution concentrée de chlorate de potasse, à titre en même temps d'agent local et général, dont l'utilité m'a été démontrée depuis longtemps aussi bien qu'à d'autres praticiens. Comme il importe de détruire au plus vite et sur place un foyer d'infection, en l'absence du médecin, il est nécessaire que les parents emploient localement des adjuvants précieux , d'un maniement facile, tels que le jus de citron, le borax et l'alun calciné en gargarisme ou bien en poudre pour en frotter vivement les pseudo-membranes sans faire saigner. Ajoutez à ce traitement une alimentation aussi réconfortante que possible ; pour les enfants, bouillon, potage, lait, laitage, eau vineuse, légers toniques ; pour les adultes, une nourriture encore plus substantielle. En veillant à l'exécution rigoureuse de la médication et du régime que je viens seulement d'ébaucher, je ne vois guère plus résister de cas de diphthérie gutturale, à moins de se rencontrer de prime abord en présence d'un empoisonnement général septicémique. Il faudrait alors ajouter au traitement les inhalations de vapeurs térébenthinées, dont il va être question plus loin.

Lorsque la maladie de l'isthme guttural s'étend au larynx, ce qui arrive particulièrement aux jeunes enfants jusqu'à l'âge de 6 à 7 ans, la situation devient plus difficile, même inquiétante. Quoique chez ces petits êtres la diphthérie laryngée, ou croup, puisse arriver d'emblée, en temps d'épidémie d'angine couenneuse elle est à peu près toujours précédée de diphthérie gutturale, qu'il faut d'abord et toujours combattre. L'enfant présente-t-il la voix et la toux croupales avec plus ou moins de dyspnée, sans rien négliger des moyens ci-dessus énoncés, je fais vomir d'abord une fois (sirop d'ipeca additionné de poudre ou d'un peu d'émétique), ce qui amène le petit malade à respirer un peu mieux ; et en même temps je prescris de faire vaporiser de l'essence de térébenthine dans un appartement clos, de façon que l'air respiré par l'enfant en soit convenablement saturé. Le lendemain, s'il a encore de l'oppression et qu'il conserve ses forces, je fais vomir une seconde fois, en insistant nuit et jour sur les inhalations térébenthinées, qui constituent tout à la fois un anti-parasitaire, un bon microbicide local et général, et un puissant modificateur sur l'élément inflammatoire de la muqueuse des voies respiratoires. Avec le concours de cette médication et certains autres remèdes, dont il a été question, y compris une bonne alimentation, j'ai acquis l'espoir qu'on peut arracher à la mort quelques petits êtres atteints de croup caractérisé, et que la trachéotomie seule ne pourrait sauver, ainsi que le prouvent tous les jours les nombreux revers désolants de cette opération sur de trop jeunes enfants.

Voilà, en résumé, la thérapeutique à laquelle je me suis arrêté pour le traitement de la diphthérie, en attendant qu'on arrive à une méthode curative plus sûre.

Je n'ignore pas les critiques dirigées contre les vomitifs et les cautérisations ; elles pourraient se justifier, lorsque ces deux médications sont incomprises et mal conduites. Beaucoup de médecins, même très distingués, les ont condamnées et rayées d'un trait de plume dans leurs écrits. Je n'ai pu passer condamnation, et je me trouve encore sur ce point en bonne compagnie. Car, depuis plus de 30 ans que je suis attaché au service des épidémies, à Mont-de-Marsan, je me crois redevable de bien belles cures à ces deux méthodes de traitement, surtout à la cautérisation : méthodes, les premières et les meilleures autrefois, vicissitudes des temps, aujourd'hui bien trop abandonnées.

Ainsi, un petit enfant de 2 à 3 ans, atteint de croup, encore fort et vivace, mais menacé d'asphyxie, un vomissement provoqué ramène un peu de calme dans la respiration ; ce n'est pas encore la guérison, mais un précieux moyen d'attente, qui permet, pour y arriver, de recourir à d'autres indications thérapeutiques, dont il a été parlé.

Quant à la cautérisation, pour enfants ou adultes, il se présente une angine couenneuse avec quantité de pseudo-membranes, tendant à s'étendre, immédiatement avec le nitrate d'argent solide ou à l'état de solution concentrée, je cautérise ces fausses membranes et leur pourtour, afin de désorganiser bien vite un foyer d'infection et d'arrêter sur place le travail diphthérogène ; il est prescrit en même temps d'autres adjuvants précieux, dont l'emploi est plus facile. Dès le lendemain, en général, la muqueuse très-enflammée, parfois d'un aspect rouge vineux, s'est favorablement modifiée, et la diphthérie paraît déjà se circonscrire ; s'il faut, on revient une 2e, une 3e fois, à la cautérisation. Ici, de même que pour la pourriture d'hôpital, devenue rare aujourd'hui, pour le muguet, et autres maladies parasitaires, l'obligation s'impose de recourir d'abord à une médication locale énergique. A cet effet, on comprend sans peine la préférence accordée par d'autres à certains caustiques ou modificateurs, tels que la teinture d'iode, le parchlorure de fer, les chlorures mercuriques, les acides phénique, borique, citrique, tannique, l'alum, le borax, sans compter bien des antiseptiques en vogue depuis quelques années ; car ce sont encore là autant d'agents antimicrobiens, parasiticides. J'ai pu en apprécier la valeur, mais je n'ai pas reconnu en eux la puissance d'action prompte et radicale du caustique lunaire, toujours employé avec discernement par le médecin lui-même, avec l'avantage précieux de l'avoir partout dans sa trousse.

Pour juguler, en quelque sorte, une maladie aussi redoutée que l'angine couenneuse intense où la diphthérie, surtout en temps d'épidémie, au traitement ci-dessus indiqué, je m'empresse d'y associer de sérieux auxiliaires, ayant spécialement une action locale et générale, tels que les suivants :

De tout temps j'ai constaté l'efficacité de cette double action à la potion concentrée de chlorate de potasse, qui, sans avoir comme autrefois la faveur d'un spécifique, n'en conserve pas moins encore une utilité incontestable, même à titre de véritable prophylactique dans un foyer contagieux.

Dans ces dernières années, à l'imitation des médecins Américains, Allemands et Russes, j'ai reconnu les mêmes propriétés aux vapeurs d'essence de térébenthine, autre antiparasitaire local et général, qui à ce titre s'est bien accrédité dans la pratique médicale par les récentes publications des docteurs Daniel Paterne et Deltilh sur l'affection diphthérique.

De ce qui vient d'être dit sommairement sur la pathogénie et la thérapeutique de la diphthérie, il résulte, comme conclusions définitives : 1° qu'elle est bien une maladie parasitaire, microbienne, à siège délimité et accessible à l'air, pouvant devenir promptement le point de départ d'une infection générale, septicémique ; 2° Qu'elle réclame d'abord et avant tout un traitement local énergique, auquel il faut associer la mise en pratique de quelques indications particulières et le concours d'un régime réconfortant et réparateur ; 3° qu'à raison de sa nature contagieuse et de sa gravité, en temps d'épidémie on doit et on peut employer des moyens préventifs, tels que ceux qui ont été indiqués : vaporisations térébenthinées, phéniquées, désinfectants, etc.

L'épidémie de diphthérie à Arx (Landes), en 1878, fort grave, mais très intéressante comme sujet d'étude, me suggéra la pensée de fixer mes idées et mes principes sur la pathogénie et la thérapeutique de cette maladie.

Une endémie diphthérique, qui depuis plus d'un an à sévi à Mont-de-Marsan, en y occasionnant une assez forte mortalité, m'a déterminé à revenir sur ces deux questions, afin de confirmer, en tous points, ce que j'en avais déjà dit dans mon rapport imprimé en février 1879.

Il appartient à d'autres qu'à moi de traiter d'une façon magistrale la grave et importante question de la diphthérie. En présentant aujourd'hui le résultat de mes recherches et de mes nouvelles observations, je me croirais satisfait si, pour le traitement de la maladie, je pouvais parvenir à propager certaines convictions et à dissiper bien des hésitations, qu'on rencontre encore trop souvent dans la pratique.

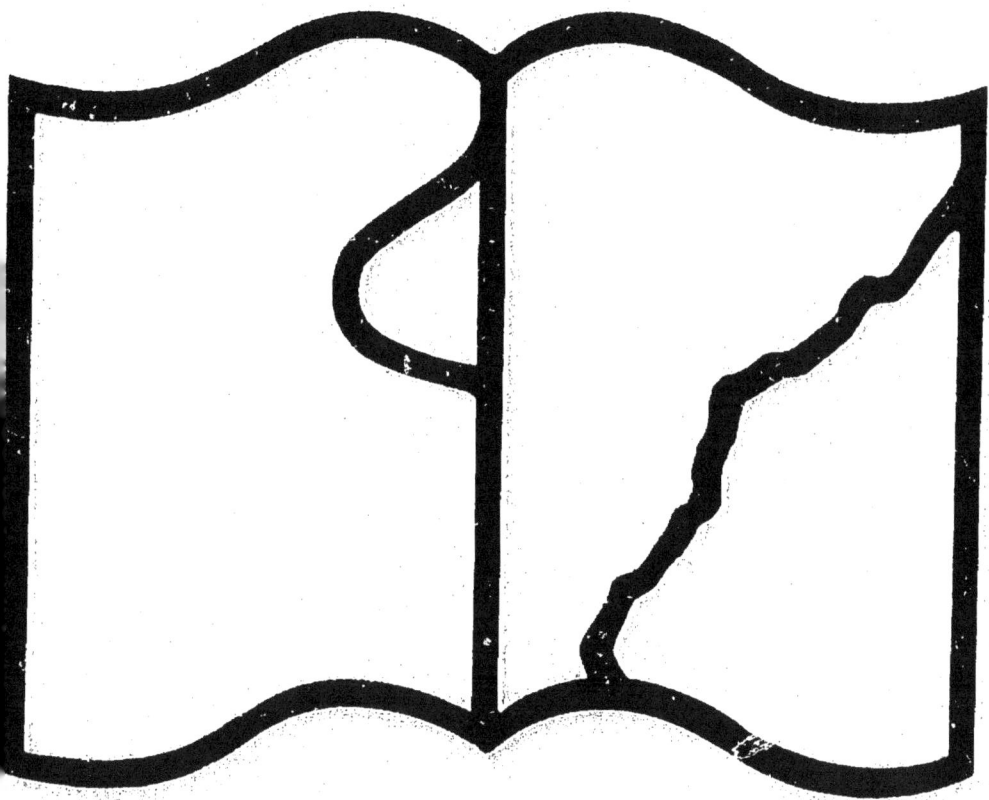

Texte détérioré — reliure défectueuse

NF Z 43-120-11

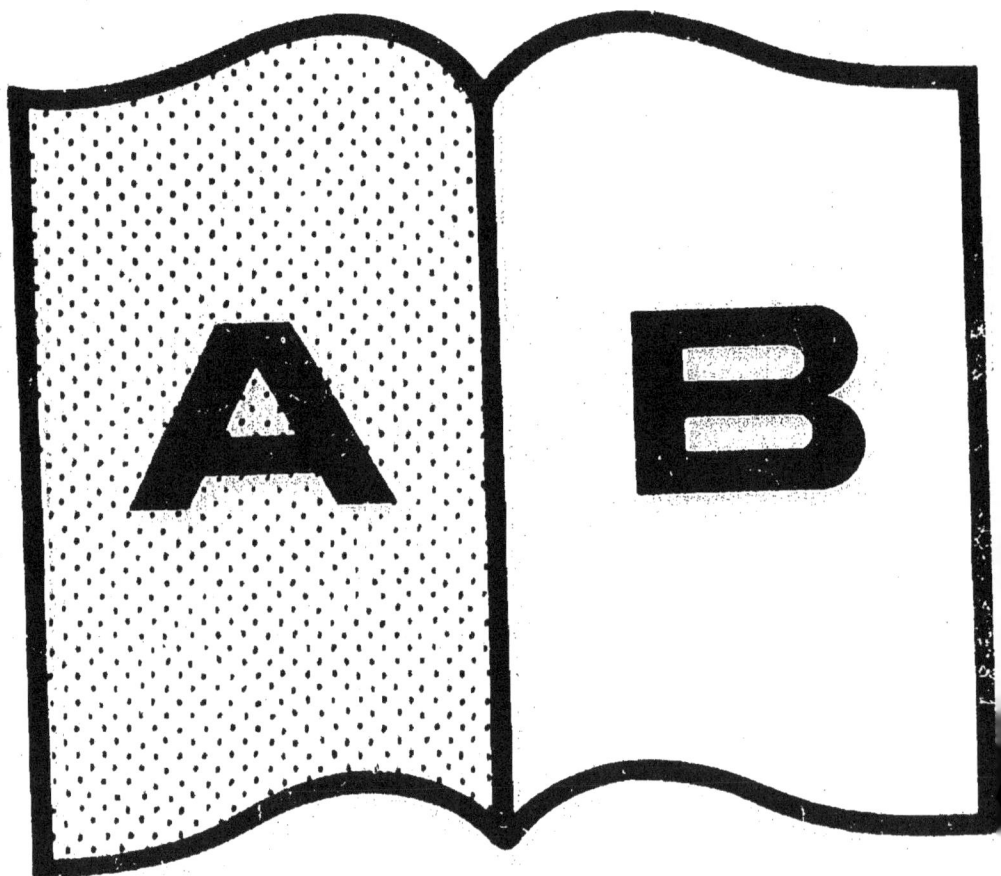

Contraste insuffisant

NF Z 43-120-14